AF319097

(Conserver la Cour)

CONTRIBUTION A L'ÉTUDE

DE LA

GANGRÈNE GAZEUSE DES MEMBRES

Par M. A. BALLENGHIEN,

Interne des hôpitaux.

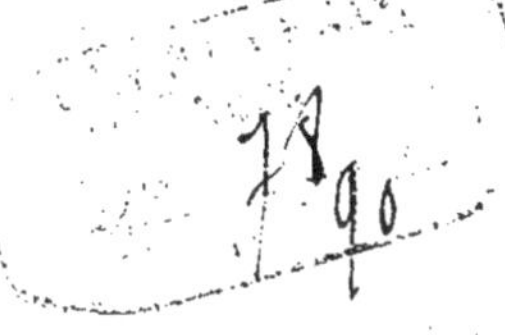

MÉMOIRE DE CANDIDATURE

au Titulariat de la *Société anatomo-clinique de Lille*.

LILLE,

AU BUREAU DU *JOURNAL DES SCIENCES MÉDICALES*,

56, RUE DU PORT.

1890.

CONTRIBUTION A L'ÉTUDE

DE LA

GANGRÈNE GAZEUSE DES MEMBRES

Par M. A. BALLENGHIEN,
Interne des hôpitaux.

MÉMOIRE DE CANDIDATURE
au Titulariat de la *Société anatomo-clinique de Lille.*

La gangrène gazeuse ou septicémie suraiguë est un processus aujourd'hui bien connu dans sa pathogénie. Les dénominations de typhus des membres, d'érysipèle bronzé, de pneumohémie putride ont maintenant vécu comme les théories qui les avaient fait naître. Et, si on les rappelle encore, c'est surtout pour caractériser l'état général du blessé ou l'aspect particulier des régions malades sans jamais y attacher d'autre importance.

Ch. Perrin, en 1872, professait déjà que l'ébranlement du traumatisme ne suffisait pas à expliquer la production spontanée de gaz septiques, et attribuait les accidents à la putréfaction, dont, à vrai dire, il ne faisait qu'entrevoir la cause.

Les expériences de Renaut d'Alfort (1840) et de M. Chauveau

(1871), produisant chez le cheval un phlegmon gangréneux, avec emphysème, par la seule inoculation de liquides putréfiés, avaient donné à cette théorie, si souvent confirmée depuis, tous les caractères de la vraisemblance.

Il peut évidemment y avoir gangrène sans putréfaction ; le bistournage, pratiqué quotidiennement par les vétérinaires, en est une preuve frappante ; mais, même après une opération de ce genre, la léthalité devient terrible, si on la fait suivre expérimentalement d'une injection septique. On retrouve alors tous les accidents locaux et généraux de la septicémie gangréneuse.

M. Pasteur a prouvé, d'ailleurs, que cette dernière était une fermentation putride provoquée par un organisme déterminé, le *vibrion septique*. Il a montré la virulence extrême de ce vibrion et reproduit, par des inoculations, tous les symptômes de la septicémie foudroyante.

MM. Forgue, Courboulès, Cornevin ont également attribué les accidents à un micro-organisme que rien ne peut différencier du vibrion septique. MM. Chauveau et Arloing partagent la même opinion, dans leur dernière communication à l'*Académie de Médecine* (1885). Ce microbe, d'après leurs constatations personnelles, se rencontre partout où la peau présente la teinte bronzée caractéristique, mais c'est du tissu cellulaire sous-jacent qu'il fait son séjour d'élection. Anaérobie, il ne s'inocule pas à la lancette par piqûre sous-épidermique, mais par piqûre sous-cutanée : l'inoculation sous-épidermique, en effet, en le rapprochant de l'air atmosphérique, le place dans des conditions très défavorables à l'entretien de sa vitalité. Ainsi s'explique sans doute l'innocuité des applications du virus à la surface des plaies vives et bourgeonnantes, qu'on laisse complètement découvertes. Cependant, il est possible qu'une plaie de ce genre présente quelque recoin à l'abri de l'air, où le germe septique trouve un admirable terrain de culture.

C'est aussi parce que le sang contient de l'oxygène que ce liquide n'est pas virulent, *pendant la vie*, chez les sujets gangréneux. On s'explique de même l'innocuité relative de l'injec-tion du virus dans les veines, et les doses considérables que l'on est obligé d'employer, dans ces conditions, pour tuer même de petits animaux. Enfin, l'action de l'air ne serait pas étran-gère à l'innocuité des sérosités filtrées.

Une immunité complète, une véritable vaccination serait obtenue, *in animâ vili*, par l'injection intra-veineuse du virus. Mais ce point spécial n'est pas encore admis par tous les expérimentateurs.

Dans le cas particulier de la gangrène gazeuse des membres consécutive aux traumatismes, nous envisageons la pathogénie des accidents comme le fait M. le professeur Maurice Jeannel : « d'une part un membre fortement contus, blessé, écrasé, où la violence extérieure a tué sur le coup les tissus qu'elle a rencontrés ; de l'autre, un état constitutionnel dont le résultat est, pour une blessure, même légère, de favoriser la mortifica-tion et la gangrène : en somme, un milieu de culture des plus propices au développement du vibrion septique » (1).

Il est vrai, sans doute, que la septicémie foudroyante s'ob-serve aussi à la suite des amputations, mais il s'agit là d'épi-démies ou plutôt d'inoculations provenant des locaux, des pansements, de la main ou des instruments du chirurgien. Les succès de la méthode antiseptique n'en sont-ils pas la meilleure preuve ?

Dans la gangrène gazeuse des membres consécutive aux traumatismes, la seule que nous voulions envisager ici, la nature (coup de feu, fracture, brûlure, contusion, écrasement, etc.) et l'étendue du trauma ne constituent qu'un seul des fac-teurs nécessaires à la complication.

Sauf encore, dit M. Jeannel, les cas où la contagion et le caractère épidémique entrent en cause, l'état constitutionnel du blessé joue un rôle capital. L'alcoolisme, le diabète, l'albu-minurie, la phosphaturie sont cités couramment dans l'histoire

---

(1) Maurice Jeannel, *Encyclopédie internationale de Chirurgie.*

des malades. Sur les quatre blessés que nous avons eu l'occasion d'observer, l'un était épileptique et souffrait de la faim depuis plusieurs semaines, le second avait payé son tribut à l'alcoolisme, le troisième était ivre-mort au moment de l'accident, le quatrième exerçait le métier de garçon brasseur, qui indique assez l'imprégnation alcoolique. Après avoir insisté sur les trois éléments étiologiques : *traumatisme*, *infection*, *diminution de la résistance vitale*, nous envisagerons surtout le pronostic et le traitement de la gangrène gazeuse des membres.

La plupart des auteurs, en présence d'un cas de gangrène gazeuse, présagent une mort presque fatale, en particulier si la complication succède à un grand trauma. Cette opinion ne saurait être acceptée sans restriction, et nous pensons que dans un tableau déjà si sombre, il convient d'être moins lugubre et d'accepter simplement la locution *pronostic grave ou sévère*. Nous n'hésitons pas à reconnaître notre bonne fortune d'avoir observé quatre cas particulièrement favorables, puisque tous se sont terminés par la guérison ; encore devons-nous à la vérité de dire que ce sont les seuls que nous ayons vus depuis le début de nos études médicales.

OBSERVATION I. (Personnelle, avec la collaboration de M. Franchomme, externe des hôpitaux).

Diastasis de l'articulation tibio-tarsienne gauche avec rotation du pied en dedans ; fracture du péroné ; plaie étroite et profonde de la face postérieure de la jambe ; gangrène gazeuse ; amputation de cuisse ; guérison.

Le 30 septembre 1889, entre à l'hôpital de la Charité de Lille, un épileptique blessé depuis quelques heures. Cet homme, âgé de 37 ans, se trouve, depuis plusieurs mois, dans un état de profonde misère. Autrefois ajusteur, il a été repoussé à cause de son infirmité, des divers ateliers où il se présentait. Devenu simple manœuvre, il se trouva rapidement sans ouvrage, et dans le but d'en obtenir, il faisait un acte de complaisance en prenant part au déchargement de grandes traverses de fonte, lorsqu'il fut blessé au pied et à la jambe gauches. Le pied était maladroitement placé entre deux traverses lorsqu'une autre pièce de fer vint à glisser et atteignit le tiers inférieur de la jambe.

Six heures après l'accident, on constate que, sans être dans un état grave, le blessé explique mal le mécanisme de son accident, qu'il faut reconstituer par l'examen des vêtements (chaussure et pantalon). — Une plaie se trouve au tiers inférieur de la jambe immédiatement en arrière du bord interne du tibia. Cette plaie ne saigne pas ; ses bords ne sont pas nets comme ceux qui résultent de l'action d'un instrument tranchant ; longue d'un centimètre à peine, elle est très profonde, suit exactement la face postérieure de l'os, dont le périoste est décollé, jusqu'au ligament intérosseux, peut-être au-delà ; aucun corps étranger n'y est trouvé. — Avant de faire l'exploration au stylet, le membre est entièrement lavé au savon mou et au subimé et rasé dans toute son étendue. Après cette exploration, une injection est faite avec le plus grand soin jusqu'au fond de la plaie, dans le but d'en désinfecter les portions les plus reculées, à l'aide de l'eau phéniquée double (5 pour 100). Il n'est fait ni sutures, ni drainage. On applique un pansement antiseptique ordinaire.

Au cou-de-pied se trouve une déformation extrêmement manifeste qui met le membre en varus. A ce niveau siège une douleur, la seule qui préoccupe le blessé. La région n'est pas très sensible au contact. Pendant les manœuvres sommaires destinées à rechercher la crépitation et la mobilité anormale, un claquement est brusquement entendu et perçu, et le pied reprend son attitude régulière. — Dès que le blessé essaie un mouvement de quelque importance, un claquement minime se fait entendre, le déplacement se reproduit et la déformation reparaît. Pour maintenir la réduction, un appareil plâtré est installé à la manière d'Hergott, de Nancy, en laissant bien libre toute la partie antérieure du membre.

Le 1er octobre, à la visite du matin, on supprime la bande qui avait été destinée au modelage de l'appareil plâtré, le blessé ne se plaint pas ; il reste comme indifférent et dans un état d'esprit peu propice pour compter sur ses renseignements personnels.

Le 2, il n'y a encore aucune douleur, mais on constate une tuméfaction importante du pied. Pour diminuer cet œdème, le coussin placé au-dessous du membre est remplacé par une caisse destinée à effectuer et à maintenir une élévation notablement plus importante.

Le 4, le pied est froid et présente quelques taches légèrement cyanotiques. Tout l'appareil plâtré et tout le pansement sont immédiatement enlevés. Le blessé ne se plaint pas, on ne parvient pas à obtenir de lui la moindre explication relative à l'état de la sensibilité du membre. Cette dernière est obtuse, c'est tout ce qu'on peut en savoir ; mais il est impossible d'apprécier les limites de ce trouble sensoriel. A la palpation, on ne sent ni gaz, ni fluctuation en aucun point. En enlevant les pièces de pansement à l'aide des ciseaux on apprécie bien une certaine tuméfaction, mais pas d'étranglement proprement dit ; d'ailleurs, à la limite supérieure des tours de bande, les parties molles ne font pas la saillie en bourrelet que détermine un appareil trop serré. La plaie ne présente aucun aspect irrégulier, mais au-dessous d'elle la jambe est d'une couleur grisâtre, plombée ; et, à ce niveau, les téguments sont réellement froids, comme dans toute la surface du pied. (Cataplasmes très chauds arrosés d'alcool camphré et même de camphre en poudre ; boules chaudes. — L'élévation du membre est supprimée.)

Pendant les jours suivants, l'absence de douleurs persiste toujours la même ; des phyctènes surviennent les unes sur le pied, les autres sur la jambe ; il s'en écoule de la sérosité et le derme mis à nu présente cette couleur gris-blanchâtre, terne, de la peau gangrénée. Chose curieuse, le tégument qui recouvre la face interne du tibia conserve sa couleur et sa sensibilité sur presque toute la longueur de l'os. Cependant, peu à peu une couronne de phyctènes, dont la largeur ne dépasse pas un centimètre, suit le pourtour du membre à trois travers de doigts environ au-dessous de l'interligne tibio-fémoral. Au-dessous de ce niveau, la couleur est cyanosée ou grisâtre sans que la consistance soit modifiée ; la sensibilité demeure obtuse presque partout, totalement disparue en quelques points qu'il serait difficile de décrire en raison de l'état d'esprit du sujet. Ce que l'on trouve de chaleur est évidemment attribuable aux cataplasmes et aux boules chaudes. — Le blessé est toujours catégorique pour assurer qu'il ne souffre d'aucune façon, on ne constate d'ailleurs ni fluctuation, ni crépitation gazeuse, la température oscille entre 39° et 40°.

10 octobre. Le malade a eu quelques petits frissons comme pendant les jours précédents, mais la température s'est élevée jusqu'à 41°5. L'observation thermométrique renouvelée à quelques heures de distance confirme l'exactitude du fait (à 4 h. 1/2, 41°5, à 5 h. 41°2,

à 7 h. 1 gr. antipyrine, à 10 h. 1/2, 40°8). Une zone d'inflammation éliminatrice s'étend au-dessus du sphacèle jusque sur les parties latérales du genou ; la face postérieure de la cuisse est infiltrée. — Il est donc impossible de s'en tenir à l'amputation de la jambe au lieu d'élection, à la désarticulation du genou, ou à l'opération de Gritti : l'amputation de la cuisse au tiers inférieur s'impose. Cette opération est pratiquée le 11 octobre au matin. Sur les surfaces des sections, aucun point ne présente l'aspect gangréneux, mais dans le tissu cellulaire sous-cutané du lambeau postérieur, on trouve une infiltration gélatiniforme. La suture et le drainage sont cependant pratiqués comme de coutume.

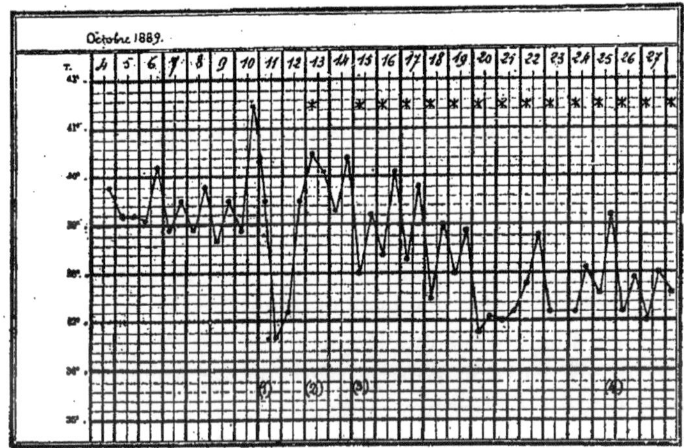

FIG. 1.

(*) Pansement.
(1) Amputation.
(2) On enlève moitié des sutures. Pointes de feu profondes.
(3) Ouverture du moignon ; lavages ; iodoforme en abondance.
(4) Attaque d'épilepsie dans la nuit.

Sur la pièce anatomique que l'on examine sans perdre un instant, tandis que l'opération s'achève, on constate d'emblée une odeur putride, gangréneuse. En même temps, s'échappent spontanément des gaz fétides accumulés surtout dans le tiers inférieur du membre. La quantité des gaz ainsi infiltrés est considérable ; on en trouve surtout dans le tissu cellulaire sous-cutané.

Les muscles superficiels ont une coloration rouge-cuivré et con-

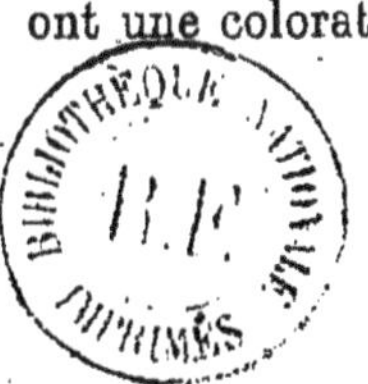
BIBLIOTHÈQUE NATIONALE IMPRIMÉS

servent en partie leur consistance ; les profonds sont d'un gris-verdâtre, très ramollis, friables : ils s'écrasent sous le doigt. Leur tissu
est infiltré d'une sérosité, dans laquelle se distinguent des goutte-
lettes huileuses ; mais le caractère le plus remarquable de ces couches
musculaires profondes, c'est leur fétidité qui est plus accentuée qu'en
tout autre point de la pièce anatomique.

Vers le tiers supérieur de la jambe, on trouve un petit foyer dont
le pourtour est mal circonscrit et dont le siège répond à l'insertion du
ligament interosseux sur le tibia ; il en sort du pus grisâtre, grume-
leux, qui s'échappe d'un tissu cellulaire dont l'aspect est déjà un peu
celui de la filasse.

Les vaisseaux artériels légèrement athéromateux sont vides depuis
le niveau de l'amputation jusqu'à la partie inférieure de la jambe. Le
seul caillot que l'on puisse trouver est long de un centimètre environ,
de couleur noire, sans adhérence importante, sans aucune organisa-
tion, il se trouve vers le quart inférieur de la tibiale antérieure. Les
veines sont encore remplies d'un sang noir, qui cependant n'exagère
pas leur calibre.

La face postérieure du tibia présente des lésions très importantes et
bien en rapport avec la plaie primitive. Sur le bord interne de l'os,
on reconnaît l'étendue de l'action d'un instrument vulérant qui a
produit une éraillure sur une longueur de 5-6 millimètres. Autour et
en arrière de cette blessure osseuse, le périoste est décollé sur une
surface de 3 à 4 centimètres carrés.

Au cou de pied on constate d'abord une fracture de la malléole externe, à trois centimètres du sommet, exactement au niveau du pla-
teau tibial. Le ligament péronéo-astragalien antérieur est complètement déchiré, tandis que le postérieur est intact ; le péronéo-calcanéen
est arraché dans sa moitié antérieure et retient avec lui la portion
de calcanéum sur laquelle il s'insère. Au bord externe de la poulie
astragalienne, on remarque une érosion du cartilage articulaire ;
une portion d'un centimètre carré environ a été enlevée. L'astragale,
considéré dans son ensemble, paraît avoir été fortement contus. A un
second examen, après un séjour prolongé dans l'eau, on voit encore
une teinte cruorique à travers le cartilage articulaire. Le calcanéum,
les cunéiformes et le cuboïde sont absolument indemnes.

La température du soir n'atteint que 39°7. (Vin, cognac ; injection
morphinée pour la nuit.)

Le 12 octobre, Tm = 37°2, Ts = 39°5. Le blessé se plaint peu, il conserve un air d'hébétude qui attire l'attention.

Le 13, Tm = 40°5. M. Guermonproz lève le pansement et voyant le moignon œdémateux et infiltré bien que ne présentant pas encore de gaz, ni de teinte bronzée, il enlève la moitié des sutures et larde la cuisse de pointes de feu profondes traversant l'aponévrose pour pénétrer jusque la couche musculaire. Les pertuis ainsi créés sur toutes les faces font ressembler le moignon à une sorte d'écumoir et bientôt une sérosité jaune clair vient faire issue par les orifices. Ts = 40°1.

Le 14, Tm = 39°3, l'opéré reste dans un état soporeux. Ts = 40°4.

Le 15, Tm = 37°9 à huit heures, 38° à neuf heures. Le malade est mouillé (tant par la sérosité qui suinte par les cratères faits au thermocautère que par l'urine qu'il peut avoir émise dans une attaque nocturne d'épilepsie) ; on lève le pansement. Tout le moignon est encore gonflé, œdémateux. La peau qui recouvre le tiers terminal du lambeau antérieur est noire, sphacélée ; sur les confins de cette plaque principale la teinte devient d'un gris-cendré et s'atténue graduellement. M. Duret enlève toutes les sutures, excepté aux deux angles ; il s'écoule une grande quantité de pus gris-jaunâtre, infect, renfermant les gaz fétides de la putréfaction. Les sutures musculaires sont supprimées, le lambeau antérieur est relevé pour découvrir toute la plaie opératoire et l'on pratique de copieux lavages à l'eau phéniquée forte. Toute la surface ainsi découverte est saupoudrée de poudre d'iodoforme et bourrée de gaze imprégnée du même antiseptique.

Le 16, avant le pansement on pulvérise le moignon à l'aide du spray phéniqué durant une demi-heure. (La même précaution est prise durant les quinze jours qui suivent.) On ne voit plus sourdre de pus sanieux ; la gangrène ne fait plus de nouveaux progrès. Lavages au sublimé. Poudre d'iodoforme. Tm = 38°3, Ts = 40°1.

Le 17, Tm = 38°3, Ts = 39°8. Même pansement.

Le 18, Tm = 37°5, Ts = 39°.

Le 19, Tm = 38°, Ts = 38°9. Par mesure de précaution et pour assurer une désinfection plus complète de la plaie, le pansement est encore renouvelé tous les jours jusqu'au 10 novembre.

Les 20 et 21, apyrexie. Le malade a repris graduellement le régime ordinaire.

Le 22, Tm $= 37°8$, Ts $= 38°8$.

Le 23, Tm $= 37°2$.

Le 24, Tm $= 37°2$, Ts $= 38°1$.

Le 25, Tm $= 37°6$, Ts $= 39°2$. Pendant la nuit l'interne de garde assiste à la fin d'une attaque franche d'épilepsie (coma, stertor, urination involontaire ; les voisins avaient pu remarquer les convulsions.)

Le 26, Tm $= 37°2$, Ts $= 37°9$.

Le 27, Tm $= 37°$, Ts $= 38°$.

A partir du 28 octobre, l'apyrexie se maintient, la plaie présente le meilleur aspect : des bourgeons charnus la tapissent sur toute sa surface, la peau de la cuisse est perforée de deux en deux centimètres par des amas rougeâtres (pointes de feu en voie de guérison). La surface de section du fémur entièrement recouverte de bourgeons charnus du meilleur aspect fait une assez forte saillie et semble vouloir déborder les lambeaux.

A partir du **10 novembre**, le pansement n'est plus renouvelé que tous les trois jours ; la plaie marche vers la guérison, l'état général est excellent.

Le 26 novembre survient une nouvelle attaque d'épilepsie. (Bromure de potassium 6 gr. *pro die*.)

12 décembre. Le malade se lève, il a repris le régime commun depuis plusieurs semaines. La guérison est telle, qu'il n'y aura pas de conicité du moignon.

Dans cette première observation, il ne s'agit point d'une fracture ouverte, puisqu'il n'existait aucune communication entre la solution de continuité de la face postérieure de la jambe et la lésion articulaire (diastasis du pied, fracture du péroné). Il n'est pas douteux néanmoins, que l'on n'ait eu affaire à un traumatisme violent (l'aspect de la chaussure absolument tordue et du pantalon traversé en donnaient la preuve), ayant amené, outre les lésions du squelette et de l'article tibio-tarsien, une plaie septique de la jambe pénétrant jusqu'au ligament intérosseux.

La malpropreté insigne des vêtements est un renseignement qui a sa valeur, l'instrument vulnérant étant déjà lui-même sujet à caution.

Le blessé, avons-nous dit, était un épileptique, surmené, insuffisamment nourri, tourmenté par de continuelles envies de suicide.

Nous n'avons pas à insister autrement sur les heureux effets de l'amputation qui fit descendre la courbe thermique de 41°5 à 39°5 puis 36°7. La récidive dans le moignon fut vivement combattue par les antiseptiques (eau phéniquée, sublimé, iodoforme) l'ignipuncture profonde et *surtout par l'ouverture du moignon*. La chute graduelle de la fièvre a rapidement suivi ces interventions successives et rationnelles. Nous n'avons eu à déplorer aucune hémorrhagie secondaire, bien que l'on vît pendant deux semaines la fémorale battre à ciel ouvert et que l'on tint toujours le tube d'Esmarch à proximité du lit de l'opéré pour que le voisin premier venu pût faire la compression sans aucun délai.

Ce fait démontre, en outre, l'insuffisance de l'ignipuncture et la nécessité d'ouvrir largement le foyer gangréneux : c'est le seul moyen de donner accès à l'air, qui est, dans le cas particulier, le plus puissant microbicide.

Plus souvent on donne de l'air à la plaie, plus puissamment on contribue à détruire le vibrion septique de la gangrène gazeuse.

OBSERVATION II (Personnelle).

Fracture ouverte de l'avant-bras droit ; tuméfaction énorme et contusions multiples de tout le membre supérieur ; œdème bronzé ; amputation du bras ; guérison.

Léopold M..., âgé de 27 ans, affûteur, entre le 8 novembre 1889, dans le service de M. le professeur Duret, salle Saint-Pierre, n° 4.

Le jour même, à 11 heures du matin, cet homme était en train de placer une courroie, quand il fut pris par le bras gauche et tourna quatre ou cinq fois autour de l'arbre de transmission. A 2 heures, il entrait à l'hôpital et l'on put constater qu'il existait, à deux ou trois travers de doigts au-dessous de la partie moyenne de l'avant-bras, une plaie irrégulière présentant un diamètre d'environ deux centimètres dans tous les sens. La solution de continuité donnait passage à un cordon tendineux régulier, long d'environ un décimètre et à la base duquel existait un corps charnu peu volumineux. On reconnut à ces signes le petit palmaire. Au même niveau mais en dedans de la ligne médiane le tronçon supérieur du cubitus fracturé tendait à perforer la peau dont il embrochait la face profonde Il fut facile de le réduire par les manœuvres ordinaires d'extension et de contre-extension. La crépitation, la mobilité anormale indiquaient l'existence d'une fracture complète de l'avant-bras à la jonction du tiers inférieur et du tiers moyen.

De ces constatations, il était légitime d'induire que la large plaie avait été produite par le fragment supérieur du radius et communiquait avec le foyer de la fracture, fait que le suintement sanguinolent de minime importance eut été impuissant à démontrer seul. Par mesure de précaution on ne fit aucune exploration avec le stylet ou la sonde cannelée.

Le coude et le bras présentaient un gonflement notable mais on ne put constater ni déplacement des surfaces articulaires, ni solution de continuité du levier huméral. Après de copieux lavages de la plaie à l'eau phéniquée forte, on appliqua un pansement antiseptique et le membre fut placé dans une gouttière.

M..., est un adulte très vigoureux, bien qu'amputé en 1883 de la cuisse droite pour une arthrite chronique du genou. Il accuse de très vives douleurs mais parait devoir résister au choc traumatique.

A 5 heures, l'interne du service, en présence du gonflement énorme du bras et des plaintes du blessé qui le dit trop serré, croit devoir lever le pansement. Il ne constate aucune constriction et pratique de nouveaux lavages.

Ts. $= 37°7$, 0 gr. 05 d'opium.

Pendant la nuit on est encore amené à desserrer les bandes qui maintiennent à peine l'appareil.

Le 9, M. Duret examine à son tour l'état des parties et fait les mêmes constatations. Le bras est presque triplé de volume ; le coude paraît être siége d'une hémarthrose considérable, on lui communique des mouvements de latéralité assez étendus. Il n'y a pas de fracture de l'humérus. On réséque le tendon du palmaire grêle et on applique de nouveau pansement antiseptique et gouttière.

Tm $= 36°6$, Ts $= 38°2$.

— 13 —

Le 10 : Tm = 37°1, Ts = 38°3. L'état général ne paraît pas
aggravé. On se contente de donner des calmants pour la nuit.

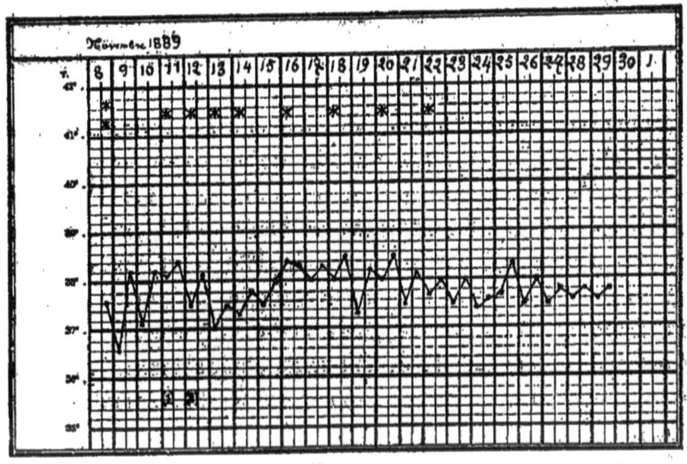

Fig. 2.

(*) Pansement.
(1) Incisions multiples.
(2) Amputation du bras.

Le 11 : Tm = 37°8. Le malade est plus abattu, le pansement est
levé. Le gonflement du bras reste aussi considérable, mais sur toute
la longueur du membre, y compris la région deltoïdienne existe une
teinte bronzée qui fait rechercher et découvrir de la *crépitation gazeuse*.
M. Duret pratique aussitôt le long et au pourtour du membre une
vingtaine d'incisions longues de 4 à 5 centimètres et comprenant
toute l'épaisseur du pannicule adipeux sous-cutané. Deux drains sont
pressés à travers l'avant-bras, d'avant en arrière (côté radial, côté
cubital), l'un d'eux pénètre par la plaie primitive. Un bain fortement
phéniqué est administré aussitôt et l'on prépare sur la gouttière une
forte couche de gaze antiseptique recouvrant elle-même un tissu
imperméable. Les plaies ayant été au préalable *largement saupoudrées
d'iodoforme*, on achève l'enveloppement. Le bras est ensuite placé
sur un gros coussin.

Potion de Todd, thé alcoolisé.

Dans le reste de la matinée, le blessé reste pâle et déprimé ; la
douleur, la perte de sang, des sueurs profuses et de fréquents vomis-

sements en rendent suffisamment compte. A 11 heures du matin, Tm = 38°1.

A la visite du soir, la peau qui recouvre les grands pectoraux commence déjà à présenter la teinte bronzée dans sa partie périphérique. Néanmoins, la crépitation gazeuse n'est nettement perçue que dans la région deltoïdienne.

La sensibilité devient obtuse aux extrémités digitales du membre. Le malade a absorbé le thé alcoolisé qu'il a rejeté presque aussitôt. Les urines sont rouges, courtes, non albumineuses. Ts = 38°4.

Dans la soirée, on administre du vin blanc additionné d'eau de seltz et de sirop tartrique dans l'espoir de soutenir les forces et de calmer les vomissements. Ceux-ci restent néanmoins fréquents et se reproduisent toute la nuit. Il survient des sueurs profuses.

12 novembre, Tm = 37°5. On lève le pansement. Le blessé est toujours pâle, très abattu ; il répond encore facilement à nos interrogations.

En divers endroits de la face dorsale de l'avant-bras, les tissus herniés à travers les incisions offrent une coloration noirâtre. Teinte subictérique des conjonctives. Par instants, on observe de grands mouvements inspiratoires. Bain de bras phéniqué.

M. Duret, considérant que la désarticulation de l'épaule ne serait point supportée et devrait se faire en plein tissu infiltré de gaz septiques, se décide à pratiquer l'amputation du bras pour supprimer la cause principale d'infection, soit le foyer de fracture communiquant avec l'air extérieur.

L'opération est pratiquée à 11 heures. Après avoir enveloppé le membre de compresses trempées dans le sublimé, et placé le tube d'Esmarch, le chirurgien taille deux lambeaux elliptiques antérieur et postérieur, profitant à la face externe d'une des longues incisions pratiquées la veille. Durant la dissection du lambeau postérieur, il est facile de voir de vastes ecchymoses intramusculaires révélant une contusion violente. La section de l'humérus porte à l'union du tiers supérieur et du tiers moyen.

Sur la région deltoïdienne, M. Duret, constatant tous les signes d'un emphysème septique, pratique plusieurs larges incisions par lesquelles on fait aisément refluer des gaz.

Après de copieux lavages au sublimé et à l'eau phéniquée double, on laisse le moignon ouvert, on saupoudre d'iodoforme toute la surface cruentée et l'on installe un pansement antiseptique essentiellement composé de gaze à l'iodoforme.

Sur la partie latérale du thorax, au-dessous de l'aisselle, existe une plaque large comme les deux mains, dont la teinte bronzée ne laisse pas d'inspirer des craintes ; on n'y constate point cependant de crépitation gazeuse.

Le blessé, réveillé pendant les ligatures et les incisions libératrices de la région deltoïdienne ne manifeste aucune douleur. On lui fait absorber un grand verre à liqueur de cognac.

L'autopsie du membre permet de constater que le radius est brisé à l'union du tiers inférieur avec le tiers moyen. La plaie primitive est bien en communication avec le foyer. A ce niveau, on trouve un putrilage infect, gris-brunâtre, qui tend à s'infiltrer dans les masses musculaires de la partie correspondante de l'avant-bras. La solution de continuité du cubitus siège à 4 ou 5 centimètres plus haut ; ici, le processus de putréfaction parait localisé au foyer de la fracture. Dans le coude, on trouve un peu de sang mélangé à la synovie (il n'a point été fait d'étude précise des ligaments). L'humérus n'est pas intéressé. Dans toute l'étendue du membre, la main exceptée, on constate de vastes ecchymoses intra-musculaires.

Dans l'après-midi, les vomissements reprennent. Le malade est fort abattu : sueurs profuses.

A la contre-visite, Ts. $= 38^0$, P. $= 128$, longs mouvements inspiratoires. On desserre le pansement sur les instances du blessé. Lavement alimentaire et stimulant (lait, bouillon, œufs, cognac).

Dans la soirée, on donne une limonade composée de sirop tartrique, vin blanc, eau de seltz. Injection morphinée (1 centig.) pour la nuit.

Le 13, Tm. $= 37^0$, le pansement est renouvelé. Le processus gangréneux ne paraît pas avoir fait de nouveaux progrès Pulvérisation phéniquée. La teinte subictérique n'est plus limitée à la conjonctive mais a envahi tout ce tégument externe. Le foie est douloureux à la pression. M. Duret attribue l'ictère (hémaphéique) à la résorption du sang épanché dans les nombreux foyers de contusion.

Vomissements bilieux dans la matinée.

A la contre-visite, Ts. $= 37^0,5$, P. $= 112$. Nous trouvons le blessé paisiblement endormi ; le facies est meilleur. On donne de la glace pour prévenir les nausées. Le malade ne prend par la bouche que du cognac et du vin ; il refuse obstinément toute autre espèce d'aliment, même le lait. Injection morphinée pour la nuit.

Le 14, Tm. = 37°,3. Au pansement, l'aspect du membre amputé est meilleur ; *les téguments ont perdu leur teinte bronzée* ; aucune nouvelle partie n'est envahie. Pulvérisation ; poudre et gaze à l'iodoforme. État général satisfaisant. Les *sueurs ont disparu ;* la *respiration est régulière.* Le malade répond facilement à nos questions ; il souffre peu. La teinte subictérique des téguments est très atténuée. Glace ; lavement alimentaire.

Ts. = 37°,8, P. = 106. L'amélioration se maintient ; le malade, craignant les vomissements, ne veut prendre encore que du vin et du cognac.

Le 15, Tm. = 37°,5. Le mieux s'accentue, les sueurs et les vomissements n'ont pas reparu ; la peau n'est plus jaune ; les conjonctives conservent une légère teinte subictérique. Les urines, foncées en couleur, ne contiennent pas d'albumine ; l'acide nitrique fait apparaître dans le tube à essai un anneau d'un rose sombre de plusieurs centimètres d'étendue. Le malade commence à reprendre le régime commun. Ts. = 38°.

Le 16, T. = 38°,4, P. = 116. Au pansement, on trouve le moignon dégonflé ; la plaie, encore saupoudrée d'iodoforme, est sèche et n'offre plus de sécrétion sanieuse. *Nulle part, (tronc, bras), on ne trouve plus de teinte bronzée..*

État général excellent, le malade, encore pâle, est remis entièrement au régime commun. L'alimentation reste néanmoins modérée ; on donne du vin en abondance. Ts. = 38°,3.

Le 17, Tm. = 38°, P. = 100. *Toute trace d'ictère a disparu ;* le malade se lève. Ts. = 38°,3.

Le 18, Tm. = 38°, pansement, P. = 116. Ts. = 38°,5.

Le 19, Tm. = 37°,3 ; Ts. = 38°,2, P. = 120.

Le 20, Tm. = 38°. Pansement. Ts. = 38°,5.

Le 21, Tm. = 37°,5 ; Ts. = 38°,1, P. = 120.

Le 22, Tm. = 37°,7. Pansement. La plaie opératoire est couverte de bourgeons charnus dans toute son étendue ; il reste seulement au centre du lambeau postérieur un petit point de sphacèle grand comme une pièce de 0 fr. 20 ; l'humérus est totalement recouvert. Les multiples incisions faites autour du moignon et sur la région deltoïdienne, sont en bonne voie de cicatrisation. Le pansement ne sera plus fait que tous les deux jours. Ts. = 38°.

Le 23, Tm. = 37°,5 ; Ts. = 38°.

Le 24, apyrexie.

Le 25, Tm. = 37°,7. Le malade, très indocile, est continuelle-
ment levé : il passe toute son après-midi à jouer et fumer. Ts. = 38°3,
P. = 124.

Le 26, Tm. = 37°,5 ; Ts. = 38°, P. = 116. Pansement. L'état
de la plaie est toujours excellent ; la petite eschare située sur le lambeau postérieur n'est pas encore détachée. M. Duret constate qu'il
existe de l'*œdème du moignon* facilement explicable par la station
debout prolongée et la fâcheuse habitude qu'a prise le blessé de laisser
pendre le tronçon de membre hors du lit pendant toute la nuit.
(Repos au lit ; compression.)

Apyrexie les 27, 28 et 29. Le pansement ne sera plus renouvelé
que tous les trois jours. L'œdème du moignon tend à disparaître ; on
rapproche doucement les chairs à l'aide d'une capeline en diachylon.

Dans la première semaine de décembre, la température s'élève
encore deux ou trois fois jusqu'à 38°,2 le soir. Cette fièvre légère est
attribuée à l'indocilité du malade qui joue et fume toute l'après-midi.

La cicatrisation est achevée au commencement de janvier 1890.

Si l'on compare les courbes thermiques dans ces deux observations, on trouve une différence des plus frappantes. Chez le
premier malade, la température, durant l'infection, atteignait
le soir de 39°,5 à 40°,5 ; elle avait même dépassé 41° la veille de
de l'amputation. Chez le second, le plus haut degré de fièvre
a été de 38°.5 ; et cependant les vomissements, la fréquence du
pouls, les longs mouvements inspiratoires, les sueurs profuses, la teinte subictérique, tout indiquait une situation plus
grave et une facile saturation de l'organisme par l'iodoforme
des pansements. Il s'agissait encore d'un violent traumatisme,
qui, dans l'espèce, avait produit des contusions multiples de
tout le membre supérieur et une fracture ouverte de l'avant-
bras. Le gonflement du membre était rapidement devenu
énorme ; aussi, instruit par l'exemple précédent, avions-nous
craint, dès le soir de l'entrée, l'apparition de la gangrène
gazeuse. Le blessé, qui fait l'objet de la première observation,

BIBLIOTHÈQUE NATIONALE — R. F. — IMPRIMÉS

était couché au lit immédiatement adjacent. Faut-il faire intervenir ce voisinage fâcheux dans l'étiologie des accidents ? Bien qu'on ait signalé des faits analogues, nous ne le pensons pas. Le voisin pouvait être considéré comme *personnellement* hors de danger depuis quinze jours, et des précautions minutieuses avaient été prises pour éviter la contagion, soit directe, soit indirecte.

Comme dans l'observation I, l'amputation a amené une défervescence rapide ; si la fièvre s'est relevée durant quelque temps, ce n'est qu'à la faveur de la continuation du processus gangréneux. Et cependant les conditions étaient lamentables pour pratiquer une opération ! La désarticulation de l'épaule aurait inévitablement tué le blessé, encore les lambeaux eussent-ils été partiellement taillés aux dépens de régions déjà envahies. Vis-à-vis d'une-mort imminente, on se décide à regret à amputer le bras pour supprimer le foyer principal d'infection, soit la fracture exposée. Mais on laisse le moignon ouvert, mais on donne largement issue aux gaz par de longues incisions pratiquées avec usure sur toutes les régions malades. La désinfection est assurée par des pulvérisations phéniquées. La gaze et la poudre d'iodoforme poursuivent le mal localement, tandis que l'on soutient l'état général par les lavements stimulants et l'alcool à haute dose.

OBSERVATION III. (Personnelle).

Brûlure au sixième degré du membre supérieur droit ; amputation ; gangrène gazeuse propagée au paquet vasculo-nerveux ; ouverture du moignon ; ponctions et débridements au thermocautère ; guérison.

L... Constant, âgé de 48 ans, contre-maître, tombait le 24 juillet 1889, sur le bord d'un four à chaux. Anesthésié par l'acide carbonique, l'oxyde de carbone et l'ivresse alcoolique, il ne put se soustraire à l'action du caustique et la conséquence immédiate de l'accident fut une brûlure au sixième degré du membre supérieur droit, Appelé cinq jours plus tard, M. Guermonprez pratique l'amputation du bras, le 30 dans la matinée. Dans la même séance, il excise une grande et profonde eschare sur la région fessière gauche. L'opéré souffrant beaucoup, le pansement est levé le 31 juillet et aussi le premier août. Ce troisième jour après l'opération, les pièces sont à peine souillées par un léger suintement sanguinolent ; mais le moignon est tuméfié et présente quelques plaques de sphacèle dont plusieurs se rencontrent en des parties qui semblaient saines la veille. La pression modérée n'est pas douloureuse ; *elle révèle l'existence de quelques gaz dans l'épaisseur des tissus.*

Le blessé accuse des douleurs dans la plaie et dit souffrir surtout du petit doigt qui n'existe plus. L'état général n'est pas encore bien fâcheux. On fait une copieuse injection d'eau phéniquée double, jusqu'à ce qu'elle sorte parfaitement propre.

Vers dix heures et demie du soir, les phlyclènes sont volumineuses ; la portion interne du moignon est d'une couleur violacée ; il y a des gaz qui distendent les deux lambeaux.

Tous les points de suture sont enlevés. — Les lèvres de la plaie s'écartent aussitôt avec secousse, comme si une tension violente avait entravé leur rapprochement.

La surface cruentée paraît sèche, un peu grisâtre ; elle ne saigne en aucun point. Toute la surface et tous les recoins sont touchés à l'aide d'une éponge imbibée d'une solution saturée de permanganate de potasse, cette substance détermine une douloureuse sensation de brûlure et elle a l'inconvénient d'imprimer aux tissus une coloration foncée telle qu'on les croirait couverts d'encre. Une simple compresse de toile recouvre le moignon, le pansement est renouvelé à 1 h., 3 h. et 5 heures.

Une seule cuillerée à bouche d'huile de ricin provoque pendant la nuit cinq garde-robes fétides et liquides. Les sueurs deviennent profuses.

Le 2 août, à 8 h. du matin, l'état général est plus grave ; le blessé est pâle, affaibli. L'odeur qui s'exhale du tronçon de membre est redevenue insupportable. Le lambeau antérieur est seul atteint de gangrène gazeuse. Sa face interne est relevée, taillandée en divers lambeaux longitudinaux dont plusieurs sont excisés. Sous le bistouri et les ciseaux, les chairs sont insensibles, le blessé regarde curieusement et ne pousse aucun cri, sauf au moment où quelques branches nerveuses viennent à être intéressées. Les chairs sont de consistance très molle, de couleur grise un peu pâle ; elles ne saignent absolument nulle part. En poursuivant le débridement partout où l'indique l'existence des gaz et la flaccidité des tissus, on arrive jusqu'au pourtour de l'os. Là, on trouve vers la portion antéro-externe un petit foyer purulent dont le volume ne dépasse guère celui d'une noisette ; le pus en est d'un gris-verdâtre, peu consistant, très fétide ; le tissu cellulaire qu'on y rencontre présente l'aspect de la filasse.

On croit sentir de la crépitation gazeuse vers la portion la plus externe du lambeau postérieur. Une incision est pratiquée à ce niveau ; mais le blessé la trouve très douloureuse. (Cette menace de propagation ne s'est pas confirmée par la suite). D'ailleurs la consistance est ferme ; la coupe saigne très régulièrement et on n'y trouve aucun gaz. Dans le reste de ce lambeau les tissus ont leur fermeté normale et la sensibilité est conservée. On maintient les chairs relevées ; on fait des lotions au chlorure double de mercure et de sodium à un titre cinq fois plus élevé que celui de la liqueur de Vanswieten, soit 1 pour 200.

Enfin, on laisse à demeure dans le foyer entre les lambeaux une éponge imbibée du même liquide. Les lotions superficielles seront renouvelées de quart d'heure en quart d'heure à l'aide de la même solution.

L'opéré prend plus d'une bouteille de vin pendant la journée.

Pendant l'après-midi, il semble que, sous l'influence du sublimé, la consistance des chairs soit devenue moins gélatineuse, et la crépitation un peu plus fine.

Toutefois, la rougeur et l'infiltration des téguments ont progressé jusqu'au-dessus des limites du lambeau antérieur.

Enfin, dans la gaîne des organes vasculo-nerveux de l'aisselle, la consistance est molle, l'emphysème très marqué, l'odeur est fétide, la suppuration imminente.

L'état général semble légèrement amélioré, mais le blessé en apprécie la gravité et demande une intervention qui le mette à l'abri d'une nouvelle propagation du mal. L'anesthésie chloroformique est faite aussitôt. On excise largement et rapidement les portions gangrénées du lambeau antérieur et l'on touche au thermocautère toutes les surfaces nouvellement cruentées.

De nombreuses ponctions sont ensuite pratiquées partout où le muscle n'a plus sa consistance normale.

On remarque que, dans ces mêmes points, la teinture produite par le permanganate n'a point persisté, tandis qu'elle forme une croûte très adhérente dans le lambeau postérieur qui n'est pas envahi par le processus gangréneux. L'artère humérale est disséquée avec beaucoup de précaution au moyen de la très fine pointe du thermocautère.

Enfin le couteau ordinaire est repris ; il est plongé à plusieurs reprises jusqu'au fond du trajet ramolli et gangréneux situé en avant et en dedans du paquet vasculo-nerveux. Afin d'atteindre ce foyer le plus loin possible, l'insertion humérale du grand pectoral est détachée et l'on maintient le membre dans l'abduction forcée

Ce qui reste du court chef du biceps et du coraco-brachial est enlevé fort aisément par suite de la façon dont ces éléments musculaires s'effritent après l'action du feu. La région ainsi découverte, le couteau est porté à la partie la plus supérieure du trajet vasculo-nerveux autant de fois qu'il est nécessaire pour atteindre les tissus normaux. Enfin, l'on multiplie, de 2 en 2 centimètres, des ponctions profondes, disposées en une sorte de quinconce, à travers toutes les portions de la peau qui présentent quelque infiltration.

Pour tout pansement on applique de simples compresses imbibées de la solution de sublimé 1 pour 200.

Le 3 août, au matin, la gangrène gazeuse se propage en arrière ; une plaque de sphacèle empiète sur la portion restante du deltoïde et remonte vers l'insertion coracoïdienne du petit pectoral. Le blessé est très déprimé et ne saurait supporter aucune secousse. Il ne sait plus parler. Il lui faut faire un effort pour ouvrir les yeux et faire signe par son regard épuisé. Le vin lui est encore donné en grande quantité. Le soir son état général s'améliore : il commence à répondre faiblement. La portion restante du moignon est considérablement flétrie. Sur le deltoïde et, à la limite externe du lambeau postérieur, les débris musculaires présentent l'aspect de la filasse et n'occasionnent aucune douleur au contact, tandis que la sensibilité est très vive à la partie interne et sur le petit pectoral. Enfin le corps du grand pectoral est très ramolli, sans qu'on puisse y trouver trace de gaz. Il s'en trouve au contraire abondamment dans le deltoïde.

Le 4 août, l'état général reste satisfaisant. Sur la partie postérieure de l'épaule, il n'y a plus la moindre apparence de propagation de l'infection. (Potion alcoolique, lait, vin).

L'odeur cadavérique qu'on percevait dans l'appartement a totalement disparu.

Le malade a spontanément plusieurs selles décolorées et fétides.

Le 5 août, quelques faisceaux profonds du deltoïde paraissent conserver une apparence à peu près normale ; la gaîne vasculo-nerveuse présente assez de garanties de couleur et de consistance contre toute récidive, pour que l'on puisse s'abstenir de replacer une éponge au fond du trajet créé par le thermocautère.

On se contente de nettoyer les foyers antérieurs ramollis, suppurés et remplis d'une matière comparable à de la filasse.

L'amélioration continue pendant les jours suivants.

Le 20 août, le blessé se lève pour la première fois et cesse de s'amaigrir. Le 24 septembre, la plaie bourgeonne régulièrement de tous côtés ; une promenade à pied de plusieurs kilomètres est facilement supportée.

La cicatrisation est complétée en novembre seulement, sans nouvelle opération. Le moignon est défectueux puisque le lambeau antérieur fait défaut ; mais l'amputé ne souffre point et n'accepte pas de régularisation pour le moment.

Cette observation, recueillie en ville, laisse à désirer au point de vue du tracé thermométrique ; aussi, ne voulons-nous insister que sur l'étiologie du processus gangréneux et l'efficacité du traitement.

Il n'est pas douteux, que l'on ne doive faire entrer en ligne de compte, pour s'expliquer les rapides progrès du mal, l'état d'ivresse du sujet, la malpropreté des locaux, la gravité de la brûlure et *surtout ce fait éminemment regrettable, qu'un aide ignorant s'est permis de porter la main sur le lambeau antérieur après avoir touché les portions du membre mortifiées depuis six jours par suite de la brûlure.*

On le remarquera aussi : l'ouverture du moignon, même après les lavages antiseptiques, ne suffit pas toujours à conjurer les accidents. Le médicament connu pour être le plus oxydant (permanganate de potasse) ne suffit pas non plus à détruire le microbe anaérobie de l'infection gangréneuse.

Dans ces conditions si graves, une dernière et précieuse ressource reste encore au chirurgien : les larges débridements et les profondes ponctions dans tous les foyers suspects, à l'aide du thermocautère.

OBSERVATION IV.

M. le Dr Vanneufville a relaté, dans les Bulletins de la *Société Anatomo-Clinique*, une observation très intéressante *d'érysipèle bronzé* (1), où de larges débridements au thermocautère aidés de copieux lavages antiseptiques et de pansements à la poudre d'iodoforme ont eu raison d'accidents redoutables.

Il s'agit d'un adulte vigoureux qui tomba d'une hauteur de cinq mètres dans une cour de brasserie. On constata sur les lieux, une solution de continuité du fémur avec issue du fragment supérieur sur une longueur de quinze centimètres. La réduction fut faite à l'hôpital après de copieux lavages antiseptiques.

Le diagnostic porté fut fracture en T inter et sus-condylienne. La gangrène gazeuse fit son apparition au bout de cinq jours. Après de multiples incidents dont cinq séances de débridements sous le chloroforme et enfin résection de quatre centimètres du fragment supérieur, M. Duret finit par obtenir une guérison si complète que le blessé reprit son métier de garçon brasseur et l'a continué depuis.

Le traitement n'avait pas duré moins de cinq mois et demi.

L'analyse de ces quatre faits nous paraît suffisante pour permettre de tirer quelques conclusions pratiques pour le traitement de la gangrène gazeuse des membres.

Du *traitement prophylactique*, nous n'avons rien à dire : la méthode antiseptique, suivie dans toute sa rigueur, mettra, quand faire se peut, à l'abri des accidents.

Localement, alors que l'apparition de la gangrène est imminente, ou que l'on a déjà perçu la crépitation gazeuse, les

---

(1) On constata, les premiers jours, une plaque bronzée, d'aspect érysipélateux avec le rebord caractéristique, et bientôt les gaz septiques firent leur apparition.

Cette observation très complète est insérée dans les *Bulletins de la Société Anatomo-Clinique*, de 1887.

larges et nombreux débridements au bistouri ou au thermocautère (1), — les bains ou irrigations phéniqués (le sublimé et
le biiodure d'hydrargyre sont trop rapidement toxiques), l'iodoforme (poudre, gaze et pommade), l'acide sulfhydrique nais-
sant, le permanganate de potasse, l'eucalyptol, le nitrate d'ar-
gent, l'alcool, le camphre, et surtout les compresses de tarlatane
imbibées de sublimé et recouvertes d'un tissu imperméable, ont
été et demeurent d'excellents moyens. L'iodoforme, en particulier, donne des résultats surprenants ; il semble se dissoudre
à la surface des plaies et continuer bien longtemps son action
antimicrobienne (2). Il est curieux, du reste, de voir comment
les malades supportent des doses considérables de cette substance, en sont même saturés, comme il convient, sans présenter
de vrai symptôme d'intoxication. Quoi qu'il en soit, les érythè-
mes, le délire, l'algidité, les vomissements et la saveur métal-
lique, préviendront toujours à temps le chirurgien, qui verra
bien vite ces désagréments disparaître par la simple suppression du topique.

Si le processus gangréneux résiste à ces moyens si simples
et déjà si puissants, s'il continue sa marche envahissante, d'autres interventions sont de nature à l'arrêter. Mais les chirurgiens ne sont pas d'accord sur la conduite à tenir. Velpeau,
Salleron, Fréry, Fischer ne préconisent point l'amputation.
M. Richelot considère cette intervention comme une ressource
ultime qui restera le plus souvent inefficace ; c'est aussi l'opi-

---

(1) M. le Dr P. Aubert a rapporté dans son éloge funèbre de Daniel Mollière
(*Lyon médical*, 26 janvier 1890), un fait qui démontre une fois de plus la possi-
bilité de la guérison de la gangrène gazeuse, *sans amputation*, par le seul emploi
de l'alcool et du fer rouge.

« Il y a environ dix ans, Mollière avait failli être emporté par une des plus
redoutables complications des plaies, la gangrène gazeuse consécutive à une
piqûre anatomique ; il n'avait dû son salut qu'à de fortes doses d'alcool et à l'emploi
énergique du fer rouge impitoyablement manié par son collègue et ami Letiévant. »

(2) Au point de vue spécial qui nous occupe, M. Forgue avait déjà étudié et
constaté cette action antivirulente, sur laquelle il insiste avec raison. (Thèse
d'agrégation. Paris, 1886.)

nion de M. Terrillon : « ... du reste, que l'opération ait été pratiquée dès l'apparition des phénomènes graves, où qu'au contraire on ait attendu quelque temps, le résultat a toujours été mauvais ; nous croyons par conséquent qu'il est nécessaire de s'abstenir d'une intervention aussi inutile. »

Larrey recommande l'amputation hâtive ; Malgaigne et Maisonneuve sont partisans d'une décision chirurgicale encore plus rapide que la gangrène ; Roux, Legouest, Le Dentu, D. Mollière considèrent la suppression du membre comme l'unique chance de succès ; plusieurs d'entre eux ont ainsi sauvé des blessés.

Dire qu'il faille toujours amputer, quand on constate les premiers symptômes de la gangrène gazeuse, est une opinion exagérée. L'on pourrait, en effet, citer des cas où de larges et nombreux débridements aidés d'une antisepsie sévère et d'un traitement général approprié, ont amené la guérison. Notre observation IV rentrerait dans cette catégorie, bien qu'à vrai dire on ait omis, dans l'espèce, de rechercher le vibrion septique. Cette réserve faite, nous n'hésitons pas à reconnaître que *l'amputation est souvent indiquée* dans les cas à marche rapide. Cette opinion est basée, du reste, sur la nature et l'évolution de la gangrène gazeuse. Loin d'admettre, en effet, comme les anciens chirurgiens, que cette maladie est une septicémie primitive, générale d'emblée, dont les accidents gangréneux ne sont qu'une manifestation, nous pensons avec M. Trifaud (1) qu'il s'agit plutôt d'une affection d'abord locale, qui a pour point de départ la plaie, et qui, partant de ce foyer d'inoculation primitive, ne se généralise que secondairement pour devenir une infection de tout l'organisme. L'expérimentation et la clinique le prouvent. On ne peut, en effet, comprendre les nombreux et incontestables succès dus à l'amputation et aux autres soins locaux, si le virus a dès

---

(1) M. Trifaud. — Gangrène gazeuse foudroyante *in revue de chirurgie.* Paris, 1888.

l'abord imprégné toute l'économie. Chacun le reconnait, quand le traitement reste hésitant ou inactif, la gangrène gazeuse est une maladie fatalement mortelle : il est donc indispensable d'intervenir hâtivement.

Après ces considérations, si le traitement précédemment décrit, et *toujours indiqué au début,* s'est montré inefficace, nous sommes amené à préconiser l'amputation et nous ajoutons : *elle peut et doit toujours être faite à moins d'une contre-indication absolue tirée de l'état général.*

En agissant ainsi, on sauvera souvent le blessé ; du moins l'on aura fait ce qu'il était humainement possible de faire. Mais il est des précautions indispensables au succès ; *il faut toujours laisser le moignon ouvert.* Le pansement à la gaze iodoformée et les pulvérisations antiseptiques fréquentes seront encore d'un puissant secours. Si le processus morbide continue à progresser, rien n'empêche de recourir à l'ignipuncture profonde et aux larges débridements au thermocautère qui restent toujours de précieux adjuvants.

Omettre aujourd'hui quelqu'une de ces conditions nécessaires au succès, c'est s'exposer à justifier l'expression de découragement échappée à M. M. Jeannel, en 1883 : « Quant à l'amputation pratiquée dans le cas de septicémie gangréneuse véritable, elle n'a jamais pu que hâter la mort ; la récidive dans le moignon est absolument fatale. Les cas de guérison obtenue par ce moyen ne sont pas des cas de septicémie, ce sont des cas de gangrène pure et simple ou de phlegmon septique. »

Nos observations démontrent que, loin de perdre les blessés, l'amputation les sauve, lorsqu'elle est opérée en temps opportun, alors que l'infection générale n'est pas absolument confirmée.

Le diagnostic ne saurait laisser aucun doute, chez les quatre malades, au point de vue clinique ; la gangrène septique était incontestable ; mais elle n'avait pas encore envahi tout l'organisme d'une façon certaine.

Nos tendances optimistes se comprendront plus facilement, si l'on se rappelle que M. Duret a obtenu, en amputant en ple; tissu infiltré, la guérison de l'un de ses malades (Observation II) ; et cela par la seule suppression du foyer principal d'infection (fracture ouverte de l'avant-bras).

Le *traitement général* a, lui aussi, une extrême importance. L'alcool, les vins généreux, les lavement stimulants, au besoin les injections sous-cutanées d'éther, soutiendront le blessé jusqu'au moment où il pourra prendre une nourriture substantielle. Mais il faut absolument repousser, malgré les conseils de quelques auteurs, les injections de pilocarpine et les lavements phéniqués. Le blessé n'a que trop d'occasion d'absorber du phénol au niveau de ses plaies ; il a déjà trop à lutter contre l'action dépressive de cet agent nécessaire au traitement local, pour qu'il soit utile de le lui faire absorber encore par la voie rectale. A un autre point de vue, nous nous demandons quel soulagement la pilocarpine pourrait apporter à un malade déjà tourmenté par des sueurs profuses et souvent déprimé au-delà de toute expression.

Lille Imp. L. Danel.

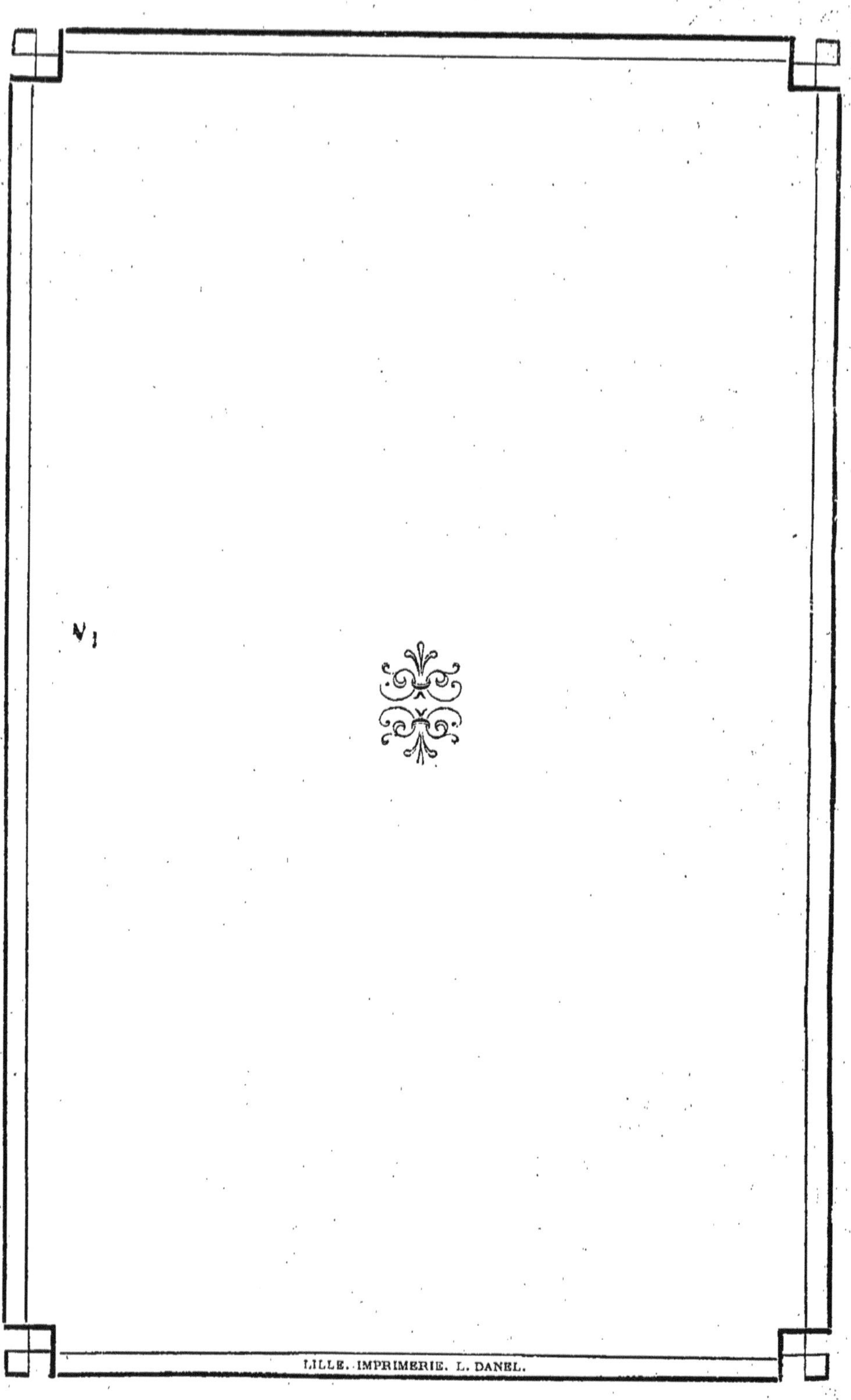

LILLE. IMPRIMERIE. L. DANEL.

www.ingramcontent.com/pod-product-compliance
Ingram Content Group UK Ltd.
Pitfield, Milton Keynes, MK11 3LW, UK
UKHW021026120726
13693UKWH00005B/2231